AF501159

RAPPORT INÉDIT DE PARMENTIER

SUR LE

PAIN DES TROUPES,

ANNOTÉ PAR M. POGGIALE.

PARIS,

IMPRIMÉ PAR HENRI ET CHARLES NOBLET,
Rue Saint-Dominique, 56.

1856

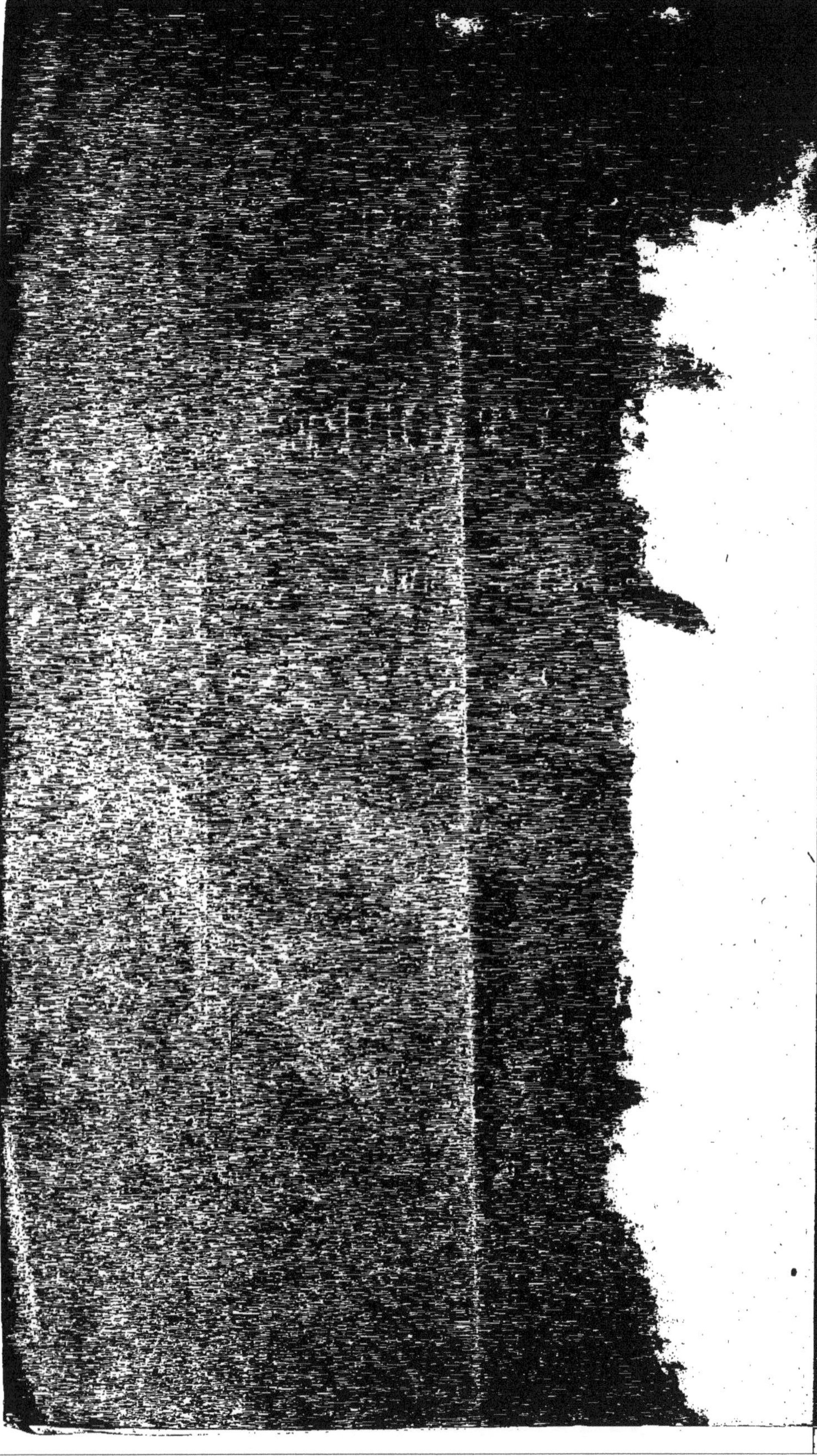

RAPPORT INÉDIT DE PARMENTIER

SUR LE

PAIN DES TROUPES,

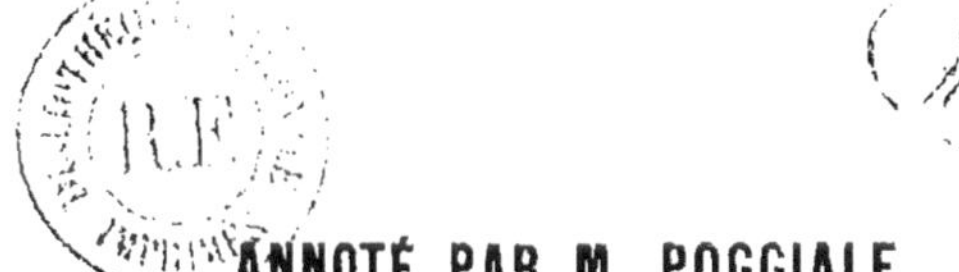

ANNOTÉ PAR M. POGGIALE.

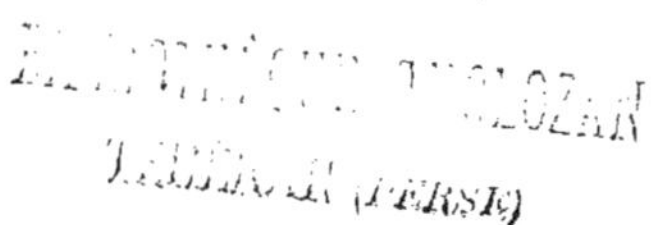

PARIS,

IMPRIMÉ PAR HENRI ET CHARLES NOBLET,

Rue Saint-Dominique, 56.

1856

RAPPORT INÉDIT DE PARMENTIER

SUR

LE PAIN DES TROUPES,

ANNOTÉ

PAR M. POGGIALE.

Le Conseil de santé des armées a accueilli avec empressement l'offre que lui a faite M. le professeur Poggiale, d'insérer dans le *Recueil des Mémoires de Médecine, de Chirurgie et de Pharmacie militaires* un rapport inédit de Parmentier, ancien pharmacien-inspecteur général, membre du Conseil de santé des armées, sur le pain des troupes, et qu'il a lu à l'Institut National, le 21 brumaire de l'an v de la République. Ce rapport prouve que, dès cette époque, Parmentier jugeait nécessaire, dans l'intérêt de la santé des troupes, que le blutage de la farine servant à la confection du pain de munition fût porté à un degré voisin de celui que l'Empereur, dans sa sollicitude pour l'armée, a accordé en 1853.

« M. Laperlier, l'un des officiers les plus distin-
« gués du service des subsistances militaires, a bien
« voulu, dit M. Poggiale, nous communiquer cet
« intéressant rapport et nous autoriser à demander
« au Conseil de Santé des armées sa publication dans
« le *Recueil des Mémoires de Médecine, de Chirurgie*
« *et de Pharmacie militaires*.

« Nous avons pensé, ajoute M. Poggiale, que, dans
« un moment où les questions d'alimentation sont

« discutées avec tant d'ardeur, les praticiens et les « amis de la science liraient avec un vif intérêt un « travail inédit de l'illustre philanthrope qui s'est en « quelque sorte voué à l'étude des substances ali- « mentaires, et qui a d'ailleurs tant de titres à la re- « connaissance publique par les efforts constants « qu'il fit pour populariser la culture de la pomme « de terre, par les réformes importantes qu'il ap- « porta dans la boulangerie militaire, et enfin par sa « science, son désintéressement et son amour de « l'humanité.

« Parmentier a étudié, dans le mémoire que nous « livrons à la publicité, la composition chimique « du son et le rôle de cette substance dans la fabri- « cation du pain. On verra, en parcourant ce rapport, « que si les méthodes analytiques employées il y a « soixante ans par Parmentier laissent à désirer « aujourd'hui, ses observations pratiques sur les « inconvénients du son et sur la fabrication du pain « de munition sont toujours vraies, et donnent un « puissant appui à l'opinion que nous soutenons « depuis plusieurs années sur la valeur alimentaire « du son. Nous considérons comme un devoir de « publier le travail suivant tel qu'il est, avec ses « qualités et ses défauts, nous réservant toutefois d'y « joindre quelques notes.

Le Ministre de la guerre, dit Parmentier, désirant porter la fabrication du pain des troupes au degré de perfection dont elle est susceptible, s'est adressé à l'Institut National pour obtenir la solution raisonnée des questions suivantes :

1° Le son conservé dans la composition du pain peut-il être nuisible à la santé des troupes ?

2° S'il est reconnu qu'on peut l'y admettre, dans quelle proportion peut-on l'y laisser ?

L'Institut a chargé trois de ses membres, les citoyens Cousin, d'Arcet et moi, d'examiner ces deux questions, et de lui en faire un rapport; en conséquence, nous nous sommes livrés à quelques recherches afin de mieux connaître l'objet sur lequel il s'agissait d'arrêter son opinion.

Pour procéder avec ordre dans l'exposé du travail auquel nos expériences ont donné lieu, nous considérerons d'abord la nature et les propriétés du son, nous indiquerons après cela les effets qu'il produit avant de servir à la nourriture; nous présenterons ensuite le moyen de rendre le pain des troupes plus salutaire sans une augmentation considérable de dépense pour l'Etat; enfin, nous terminerons par répondre aux objections qui ont été faites relativement aux vues proposées à diverses époques pour améliorer la substance principale des défenseurs de la patrie.

Puisque le Ministre, dans sa sollicitude, a provoqué l'Institut sur un objet d'une importance majeure, si souvent présenté sans fruit, les commissaires ont pensé devoir envisager la question sous toutes ses faces et la traiter dans tous ses développements.

DU SON CONSIDÉRÉ CHIMIQUEMENT.

Le son est le nom que l'on donne aux débris de la substance corticale des graminées; c'est la partie la plus légère du grain, et les meilleurs froments sont ceux qui en fournissent le moins. Cette substance corticale varie comme la matière farineuse qu'elle recouvre; le son de froment ne ressemble point à celui du seigle, ni celui du seigle au son d'orge, et ce dernier au son de maïs; mais il ne s'agira dans ce rapport que du son de froment.

Lisse et jaune à son extérieur, blanchâtre et inégal intérieurement, le son paraît composé de plusieurs membranes ou pellicules qu'on aperçoit aisément, soit en écrasant le grain sous la meule, soit en le faisant renfler dans l'eau chaude et le divisant ensuite au moyen d'un instrument tranchant.

Ces pellicules ont chacune des propriétés particulières en raison de l'épaisseur, de la couleur, et de la place qu'elles occupent dans le grain ; c'est ce qui fait qu'on en distingue de plusieurs espèces, qui ne diffèrent entre elles que par la quantité de farine qu'elles retiennent obstinément malgré la perfection de la mouture employée ; mais ce n'est qu'au moyen de la mouture économique qu'on parvient à les avoir à part. Elles forment ensemble le quart environ des produits du blé, et sont désignées sous le nom collectif d'*issues* (1).

On appelle, dans le commerce, *gros son* celui qui sort par l'extrémité du bluteau, *petit son* celui qui passe par le cannevas le plus clair, enfin *recoupettes* ou *remoulage* la partie la plus interne de l'écorce, celle qui revêt immédiatement les gruaux.

Comme le gros son est toujours le moins divisé, qu'il contient peu de farine, et qu'il forme la partie de l'écorce la plus extérieure du grain, nous avons cru devoir le choisir de préférence pour l'objet de nos expériences. Cela ne nous a point empêché de soumettre aux mêmes essais le petit son et le remoulage.

Le son frais n'a point d'odeur, mais il en acquiert une étant pilé, et beaucoup plus lorsqu'il est mouillé. Cette odeur est comparable à celle d'une pâte de froment non fermentée. Le son à demi détrempé

---

(1) Le froment est composé de trois enveloppes : 1° l'épicarpe, tégument ligneux et très-léger, pesant, suivant M. Mouriès, 2 pour 100 du poids du blé ; 2° l'endocarpe, recouvert par les débris du sarcocarpe, chargé de matières extractives jaunes et d'huile essentielle ; cette membrane pèse 3,20 pour 100 ; 3° l'épisperme adhérent, très-azoté et incolore, pesant 3,30. L'embryon et l'endosperme donnent ensemble 91,5 pour 100.

Dans plusieurs expériences, qui ont exigé beaucoup de temps et de patience, j'ai détaché avec la main la première enveloppe de quelques échantillons de blé tendre préalablement humecté. Ils ont fourni, en moyenne, 3,540 d'enveloppes desséchées pour 100 de blé ; et encore n'a-t-on pas pu enlever la portion qui se trouve dans le sillon qui partage en deux lobes le grain de blé.

et pressé dans les doigts offre une masse dont les parties sont liées entre elles par des filets blancs qui deviennent infiniment plus sensibles lorsque le son est réduit en poudre fine et malaxé un certain temps sous l'eau.

Humecté de la moitié de son poids d'eau, et abandonné ainsi à une température de 22 degrés de chaleur, le son a commencé par exhaler une odeur désagréable; peu à peu cette odeur est devenue plus forte, et, dans l'espace de trois jours, la fétidité était si considérable qu'il fallut se hâter de jeter le son.

Il nous est arrivé que, faisant bouillir le son et l'abandonnant à l'air un jour que le thermomètre était monté à 26 degrés, il s'altéra plus promptement que le bouillon. C'est ce qui est connu de ceux qui vivent à la campagne.

On sait que, en été, si les filles de basse-cour préparent trop tôt pour les volailles et les bestiaux la pâte dont le son fait la base, cette pâte tourne bientôt à l'aigre, et devient, en moins de douze heures, tellement putride, que, présentée dans cet état aux animaux, les cochons même répugnent à la manger.

Les cultivateurs de plusieurs départements se servent avantageusement de cette disposition fermentescible du son pour étancher leur soif pendant les chaleurs brûlantes. Ils en font une décoction, et, après en avoir séparé toute la partie corticale dont la présence nuirait à leur objet, ils en remplissent un tonneau et y délayent un levain de huit jours. La fermentation s'établit en moins de vingt-quatre heures. Cette liqueur est assez agréable et vineuse, tirant sur l'aigre; c'est l'oxycrat, ou la limonade des pauvres agriculteurs.

Le son se charge volontiers des exhalaisons putrides auxquelles il est exposé; il contracte à sa surface une odeur désagréable que la chaleur de la dessiccation suffit pour faire perdre entièrement, phénomène qui s'accorde avec ce que Duhamel a avancé dans son traité de la *Conservation des graines*, que du froment pouvait être rétabli dans son premier état au moyen de l'étuve et des cribles.

Le son a une si grande propension à s'altérer, que c'est toujours par lui que les farines commencent par se gâter. Pour en avoir la preuve, nous avons exposé à l'humidité d'une cave du froment moulu à la grosse, c'est-à-dire contenant son écorce. Dès qu'il eut acquis une odeur désagréable, nous l'avons bluté, et nous avons observé que la farine qui demeurait sur les bluteaux avait une odeur détestable, tandis que la farine blanche n'avait presque pas de cette odeur.

Un fait qui prouve la tendance que le son a de s'altérer, et que l'un de nous a été souvent à portée de constater, c'est que l'on parvient à enlever à une farine blanche avariée ce qui constitue sa mauvaise odeur en la mélangeant avec du son frais. Celui-ci, pendant un séjour dans cette farine, s'empare de son odeur, au point que, si elle n'était point le résultat de la décomposition d'un des principes de la farine, ce moyen simple pourrait servir à la raccommoder.

Les marchands qui emploient quelquefois le son comme intermède mécanique pour isoler certains objets et les mettre en état de souffrir le transport, ont souvent observé que cette écorce, destinée, par exemple, à empêcher que les chataîgnes amoncelées ne s'échauffent et ne se gâtent, se charge bientôt de l'humidité, qui transsude de ce fruit et passe à la putréfaction. Mais revenons à notre examen.

Le son, exposé dans une cuillère de fer sur le feu, fume, noircit, s'enflamme, et répand une odeur mixte d'ammoniaque et de pain brûlé.

Pour connaître les produits de sa décomposition opérée par le feu, nous avons mis huit onces de son dans une cornue, et nous avons distillé en suivant les règles de l'art. La première liqueur qui a paru était blanchâtre, ayant l'odeur de phlegme que donne la graine de moutarde distillée à feu nu. Elle ne rougissait ni ne verdissait la couleur du sirop de violette. Vinrent ensuite l'acide et quelques gouttes d'huile.

Ayant augmenté le feu et changé de récipient, nous avons obtenu en troisième lieu une liqueur savonneuse contenant de l'ammoniaque, tant combiné que nu, puis de l'huile jaune, épaisse et tenace, douée d'une odeur d'huile animale de *Dippel*.

Le résidu, qui pesait deux onces, ayant été mis dans un creuset pour être calciné, nous avons eu une peine infinie pour l'incinérer. Après l'avoir tenu pendant quelque temps sur le feu, nous le lessivâmes avec de l'eau distillée, et la lessive rapprochée nous présenta, au lieu de potasse, des indices de muriate de soude (1).

En faisant bouillir le son un instant dans l'eau, la décoction devient trouble, épaisse et mucilagineuse, d'une saveur composée de la substance amylacée et de la matière glutineuse. Cette décoction étant passée par un tamis et rapprochée par l'évaporation, offre un extrait muqueux à cause de la farine qu'il contient.

Le son ayant été mis à bouillir une seconde fois, nous avons obtenu une liqueur encore trouble et mucilagineuse, qui, évaporée, a fourni un extrait ayant beaucoup de rapport au premier.

Jusqu'à présent, il n'a été question que du son avec la farine qu'il contient. Il s'agissait d'évaluer la quantité que le plus sec contient toujours, et de s'assurer si, en ne le considérant que sous le point de vue d'écorce, il y aurait des différences essentielles dans les résultats que nous avions d'abord obtenus.

Pour cet effet, nous avons mis quatre livres de son dans une toile serrée, placée sur un baquet, et nous avons versé par-dessus de l'eau pure. Cette eau, en passant à travers le son, est devenue laiteuse et a déposé au fond du vase une fécule très-blanche. Les lotions ayant été continuées jusqu'à ce que

---

(1) Le son contient, d'après mes expériences, 5,514 pour 100 de matières salines. La première enveloppe n'en renferme que 2,120.

l'eau sortît aussi claire qu'elle avait été employée, le son, auquel l'eau n'enlevait plus rien, fut soumis à la presse, dans un sac de toile, pour en exprimer entièrement l'eau dont il était humecté, et il offrit une masse assez sèche, dans l'intérieur de laquelle on aperçoit, en la rompant, des filets blancs et transparents. Ce son, ainsi dépouillé de la farine qui y était adhérente, et privé de l'eau qu'il avait retenue dans les différentes lotions, ayant été rappelé à son premier état de siccité, ne pesait plus que trois livres, d'ou il résulte un quart de déchet (1).

Nous avons répété sur le son dépouillé de farine les mêmes expériences que nous avions faites sur cette écorce, telle qu'elle sort des meules, et nous avons obtenu des résultats à peu près semblables, c'est-à-dire que, toutes choses égales d'ailleurs, il passe un peu plus vite à la putréfaction, qu'il donne par la distillation à feu nu moins de produits salins et huileux, un charbon plus abondant en proportion, et qu'il s'enflamme plus aisément, étant exposé sur une pelle rouge, en répandant une odeur animale.

On nous permettra d'interrompre encore l'analyse du son par quelques réflexions. Nous croyons de-

(1) Si l'on introduit 20 grammes de son dans un ballon de verre; si, après y avoir ajouté 1000 grammes d'eau, on fait bouillir le mélange pendant quelques minutes; enfin, si l'on dissout dans la liqueur un gramme de diastase et qu'on prolonge le contact, à la température de 60°, jusqu'à ce que la liqueur cesse de se colorer en bleu ou en violet par une solution aqueuse d'iode, les grains d'amidon disparaissent complètement. Le résidu, examiné au microscope, ne présente plus que des cellules, les unes blanches, les autres plus ou moins brunes, et un nombre assez considérable de globules graisseux, arrondis, diaphanes, à bords obscurs, de volumes divers et solubles dans l'éther.

20 grammes de son ont fourni par l'action de la diastase les résultats suivants :

Eau	2,55
Glucose	6,26
Résidu insoluble	11,19
	20,00

voir attribuer l'odeur putride qui se développa dans les expériences précédentes à la substance qui se montre sous la forme de petits filets blancs, et devient très-sensible après que le son a été mis à la presse. Cette odeur disparaît à mesure que le principe qui la produit se trouve détruit par la putréfaction.

Ces filets blancs ne sont autre chose que des portions de matière glutineuse avec laquelle le son partage une grande partie des propriétés qui la caractérisent. Cette matière, placée entre la partie interne du son et la substance farineuse, empêche que celle-ci se détache entièrement de l'écorce autrement que par la voie humide.

Le troisième et dernier moyen pour achever notre analyse, c'était de soumettre le même son, mais épuisé de farine par le lavage à l'eau, à l'action des différents menstrues, et d'enlever la totalité de la matière extractive qu'il pouvait contenir.

Pour y parvenir, nous avons fait éprouver au son lavé plusieurs décoctions; mais, par le rapprochement, nous n'avons obtenu aucun des caractères qui appartiennent essentiellement à la matière nutritive : l'extrait qui en est résulté n'est ni muqueux ni gélatineux.

Nous avons mis du son privé de farine dans une grande fiole avec de l'acide acéteux distillé, que nous avons laissé en digestion pendant huit jours à une douce chaleur. La liqueur, filtrée et évaporée jusqu'à siccité, a donné une espèce d'extrait semblable à peu près à celui que fournit le même acide chargé de matière glutineuse.

La même expérience a été répétée, avec cette différence qu'au lieu d'employer de l'acide acéteux, nous nous sommes servis d'alcool qui est devenu d'un beau jaune transparent, et le résidu que nous avons obtenu était comparable à celui que nous a donné la matière glutineuse traitée avec ce même dissolvant.

Le petit son et le remoulage offrent, dans leur analyse, les mêmes résultats, excepté qu'à la cornue ces deux espèces de son fournissent plus d'acide, moins d'ammoniaque et de résidu charbonneux ; que leurs décoctions sont plus muqueuses et plus épaisses; enfin, qu'ils passent avec moins de promptitude à la putréfaction, différences que l'on doit attribuer à une plus grande quantité de farine qu'ils contiennent.

Il ne nous reste plus qu'à considérer le son en lui-même, séparé de la farine au moyen du lavage à l'eau, et dépouillé de toutes ses parties solubles par différentes décoctions. Après cinq ébullitions dans l'eau, le son, étant desséché, a perdu la moitié de son poids : nous avons abandonné à l'air une demi-livre de ce son ainsi épuisé après l'avoir humecté, et il s'est altéré à la manière du bois qui pourrit ; une autre demi-livre du même son épuisé et distillé à feu nu a fourni peu de produits, mais, en revanche, une matière charbonneuse fort abondante.

Ce n'est pas que nous ne convenions de l'insuffisance de la distillation à feu nu pour connaître avec exactitude la propriété d'un corps qu'on examine; mais quand il résulte de cette espèce d'analyse, pour l'objet dont il s'agit, que le produit charbonneux est abondant dans la cornue, on peut en conclure que la substance qui l'a fourni est ligneuse et peu nutritive; on peut croire que le son, à cause de son résidu assez considérable qu'il laisse, n'a presque rien que de cortical, et n'est guère propre à la nutrition (1).

Cependant, l'usage dans lequel on est de temps immémorial de faire manger le son aux bestiaux, semblerait prouver qu'il est doué de la faculté ali-

(1) Le son contient de 35 à 40 pour 100 de ligneux et 3,5 pour 100 de matières azotées non assimilables. J'ai fait connaître, dans mon travail sur la composition chimique du son, plusieurs expériences décisives, desquelles il résulte qu'une partie de la matière azotée du son n'est pas assimilable pour l'homme et pour certaines espèces animales. Elle est comparable, sous ce rapport, à celle de la paille de froment, de seigle, d'avoine, d'orge, etc.

mentaire ; mais l'on prouve aussi qu'il ne doit cette propriété qu'à la portion de farine dont on ne pourrait parvenir à le dépouiller par la mouture entièrement plutôt qu'au son lui-même, puisque plus cette écorce approche des recoupettes ou remoulages, plus elle possède la vertu nutritive, et que le gros son, qui est le moins farineux, est en même temps le moins doué de cette vertu (1).

Eclairés sur les inconvénients du son en substance dans le pain, mais ne voulant rien perdre de ce qu'il contient de substantiel, les administrateurs de l'hôpital général ont fait essayer sous leurs yeux un procédé qui leur promettait ce dernier avantage. Il consiste à laver le gros son et le petit son dans l'eau, qui, devenue laiteuse par cette opération, a ensuite servi au pétrissage de la pâte. Mais en y déposant la matière féculente dont elle était chargée, les produits en pain n'ont été augmentés que dans la proportion de la farine qu'elle y a déposée. Dans un second procédé, il s'agit de faire bouillir le son dans l'eau, et d'employer la décoction au pétrissage. Mais, dans l'un et dans l'autre cas, le son est réduit à l'état d'écorce, et, présenté aux vaches et aux chevaux, il n'a eu aucun attrait pour eux, et ces animaux ont toujours refusé de le manger jusqu'à ce qu'on y ait mêlé à peu près la quantité de farine qu'il possédait avant son épuisement par l'eau (2).

---

(1) Le son est composé, d'après mes analyses, de :

Eau	12,669
Sucre	1,909
Matière soluble non azotée	7,709
— soluble azotée (albumine)	5,615
— azotée insoluble, assimilable	3,867
— azotée insoluble, non assimilable	3,516
— grasse	2,877
Amidon	21,692
Ligneux	34,575
Sels	5,514
	99,943

(2) Depuis longtemps déjà on a essayé de séparer la matière

Pour savoir si le son avait subi quelques changements notables dans les différentes opérations de la boulangerie, nous avons examiné, à l'aide d'une loupe, un morceau de levain préparé avec une farine de munition, et nous avons vu que la fermentation qui occasionne une altération dans les parties de la farine ne produit rien de semblable sur le son ; il paraissait seulement un peu gonflé par l'humidité.

En délayant ce levain dans l'eau, et passant à travers un linge serré, le son était comparable à celui qui n'avait subi que la même lotion.

Nous avons ensuite séparé le son d'un pain de munition avec toutes les précautions nécessaires : mis sous presse, il ne perd pas plus de son poids que le gros son séparé des farines; dépouillé par les lotions de ce qu'il y a encore d'adhérent, il se réduit également à un état complet de siccité, à la couleur près, qui devient un peu plus jaunâtre par la cuisson.

Il nous manquait encore une connaissance à acquérir sur les propriétés du son, c'était de savoir si la fermentation et la cuisson ne lui avaient pas enlevé un de ses effets, celui d'accélérer l'altération du pain. Nous avons rompu un pain de munition en cinq ou six morceaux que nous avons ensuite exposés à l'humidité d'une cave; il n'a pas tardé à se

---

alimentaire du son. Ainsi, en 1770, de la Jutais fit connaître un moyen qui, suivant lui, permettait d'augmenter de plus d'un quart le produit du pain avec la même quantité de farine. Son procédé consistait tout simplement à faire bouillir, pendant une demi-heure, le gros son dans l'eau, et à passer la liqueur qui servait ensuite pour la préparation du levain et pour le pétrissage.

Parmentier lui-même fit de nombreux essais dans le but de faire servir la farine qui reste attachée au son; mais ces tentatives, qu'on a renouvelées dans ces derniers temps, n'ont pas réussi. Le rendement de la farine est sans doute augmenté, mais il ne compense pas les frais assez considérables que ces manipulations exigent. D'ailleurs, le pain est moins blanc et a une saveur moins agréable, et le son traité par l'eau bouillante est tellement appauvri, qu'il ne peut plus servir à la nourriture des bestiaux. Il faut donc renoncer à ce procédé.

moisir et à contracter une odeur désagréable, tandis que le pain blanc, également divisé et placé dans le même milieu, s'y est ramolli seulement et ne s'est altéré qu'au bout d'un très-long temps. Nous avons délayé un pain de munition dans une certaine quantité d'eau, et nous avons remarqué qu'il s'altérait plus promptement et d'une manière plus intense que le pain blanc, c'est-à-dire celui dans lequel il n'entrait pas de son.

En réunissant les différents phénomènes que le son présente dans son analyse, on verra aisément qu'ils ont une ressemblance marquée avec ceux qu'offre la matière glutineuse du froment. Comme elle, il s'enflamme et exhale en brûlant une odeur animale; comme elle, il donne à la cornue de l'huile et de l'ammoniaque, et s'incinère difficilement; comme elle, il passe dans un lieu chaud à la putréfaction; enfin, il ne lui manque que le moyen de s'agglutiner, de se réunir en masse tenace et élastique, et de disparaître comme telle dans la fermentation et dans la cuisson pour lui ressembler parfaitement.

Si les rapports du son avec la matière glutineuse forment déjà une exclusion à la propriété nutritive, c'est principalement la fonction que cette écorce est destinée à remplir dans l'économie qui prononce évidemment sur cette exclusion. En effet, depuis l'enveloppe épaisse de la plus grosse racine, jusqu'à la membrane mince de la semence la plus imperceptible, l'écorce a des propriétés distinctes de celle de la matière qu'elle recouvre. On sent bien que si elle était formée des mêmes parties constitutives des corps qu'elle enveloppe, elle serait bientôt susceptible d'altération, loin d'en préserver la substance délicate qu'elle défend.

A l'appui de cette vérité, nous remarquons que c'est communément dans l'écorce ou l'enveloppe extérieure des parties de la fructification des plantes de différentes familles, que réside la matière sapide, odorante et colorée; que c'est de l'assemblage de ces qualités que résulte la vertu médicamenteuse ou le principe de nos assaisonnements, et non pas la faculté alimentaire.

Par suite d'observations multipliées sur l'enveloppe ou la peau d'un grand nombre de fruits et de semences qui n'ont pas des principes semblables à ceux que contiennent ces mêmes fruits, ou qui au moins y sont différemment modifiés, on est conduit à regarder le son comme ayant des propriétés très-éloignées de celles des parties glutineuse et farineuse, et assez différentes au premier aspect pour n'annoncer rien de nutritif, tandis que la partie dont il est l'enveloppe possède cette qualité dans le degré le plus éminent (1). On persistera peut-être à regarder le son comme renfermant des parties nutritives indépendamment de la farine qui y reste toujours adhérente, et on s'appuiera sur quelques exemples, en disant que certains peuples préparent du pain avec des écorces d'arbres et en font leur nourriture fondamentale. Mais la substance corticale est trop dure, trop ligneuse pour se laisser pénétrer par l'eau. Ce fluide ne se trouve que juxtaposé, ne forme aucune

---

(1) L'observation de tous les jours nous apprend que l'épisperme des graines et l'épicarpe des fruits sont très-réfractaires à l'action digestive et empêchent quelquefois l'assimilation des matières nutritives; ainsi, les pois, les haricots, les lentilles, les cerises, les groseilles, les raisins, sortent souvent intacts du tube digestif, quand ils n'ont pas été divisés par la mastication.

La proportion de l'enveloppe corticale de quelques aliments est très-considérable. Ainsi, 100 parties d'orge fournissent, en moyenne, dix d'enveloppe, qui, comme celle du blé, ne contient ni amidon, ni gluten, et qui est, en grande partie, formée de ligneux. L'avoine est composée, sur 100 parties, de 73,5 de semence et de 26,5 d'enveloppes qui ne contiennent aucune substance alimentaire pour l'homme. Sur 100 parties en poids, les haricots blancs contiennent 7,5 d'enveloppes et 92,50 de cotylédons. Les enveloppes séparées de l'amande ne renferment que quelques grains d'amidon, et, par l'analyse, on n'y trouve pour 100 que 0,200 de matière grasse et 6,5 de matière azotée qui très-probablement n'est pas assimilable.

liaison entre les parties, et, dès qu'il s'évapore, le résidu demeure sans continuité.

Or, s'il est vrai que les Lapons fassent du pain avec l'écorce de sapin et de tilleul, c'est sans doute à l'aide de quelques farines, et il paraît vraisemblable que la quantité qu'ils en mêlent est relative à leurs ressources alimentaires. Peut-être n'y ont-ils recours que dans des cas extrêmes, comme il est arrivé à quelques habitants de l'Auvergne, accablés de misère et pressés par la faim, de faire entrer dans leur pain la racine de fougère desséchée et pulvérisée. S'ensuit-il que cette racine soit propre à la panification ? Non, jamais l'homme, aux prises avec la nécessité, n'a été conduit vers des matières plus éloignées de l'objet qu'il avait en vue, et ce serait s'engager dans une immense nomenclature que de faire l'énumération de toutes les parties des végétaux que, dans le désordre de ses facultés irritées par un grand besoin, il a essayés ou proposés pour remplacer les aliments qui lui manquaient.

Après avoir examiné le son dans les trois états :

1° Tel qu'il sort de dessous les meules, c'est-à-dire avec la farine qu'il contient encore;

2° Dépouillé de cette farine au moyen de lotions dans l'eau ;

3° Enfin privé de toute matière extractive par des décoctions répétées, et n'ayant plus que le caractère d'un squelette fibreux, nous allons considérer ses effets dans la farine et dans le pain qui en résulte.

DU SON CONSIDÉRÉ RELATIVEMENT A LA FABRICATION DU PAIN.

Quoique le son, considéré sous ses rapports chimiques, ne donne pas de ses propriétés alimentaires une idée très-avantageuse, l'usage de laisser la totalité de cette écorce dans la composition du pain des roupes entraîne ap rès lui des inconvénients autres

2

que ceux qui résultent d'un pareil pain comme nourriture fondamentale; arrêtons-nous sur les principaux de ces inconvénients.

On sait que le nettoiement des grains doit précéder leur mouture, et que sans cette attention préalable il est impossible d'obtenir de belles farines et du pain d'excellente qualité. La méthode de ne moudre qu'une fois et de ne point recourir au blutage pour extraire le son, rend l'usage du crible et tous les soins du grenier tout-à-fait inutiles. Les agents des vivres, très-économes sur ce point, et qui craignent les déchets, envoient au moulin les blés aussi sales qu'ils les ont achetés.

1er *Inconvénient.*—La farine dans laquelle on a le dessein de laisser la totalité du son est toujours moulue par une mouture basse, dans la vue de diviser le plus qu'il est possible l'écorce qu'on veut y soigneusement conserver. Alors le mouvement des meules trop rapprochées agit avec une telle impétuosité sur les principes constituants des grains, qu'il les échauffe et fait éprouver à la matière glutineuse principalement une sorte de décomposition qui influe étonnamment sur la qualité du pain.

2e *Inconvénient.*—Lorsque la farine brute ou non blutée, et contenant conséquemment tout le son, est ainsi soumise au pétrin, les parties constituantes du grain n'ayant pas été exposées à un mouvement capable de leur faire prendre un autre arrangement, elles ne sont pas convenablement mélangées : chacune se trouve à part, et cette espèce de combinaison que le blutage opère ordinairement n'a pas lieu davantage dans le pain ; ce qui fait que cet aliment ne présente jamais un tout homogène.

3e *Inconvénient.*—L'écorce du blé, avant de devenir ce qu'on nomme vulgairement le son, garantit la matière farineuse des influences de l'atmosphère; il n'en est pas de même lorsque les meules ont broyé et déplacé les parties constituantes du grain ; le son alors, disséminé dans la masse, concourt à altérer la farine dont il était le préservatif, parce que, dans l'état naturel, il offre à l'air sa surface externe recouverte d'une sorte de vernis, au lieu que, divisé par les meules, la partie interne se charge plus volontiers de l'humidité de l'air et devient un grand obstacle à la conservation des farines Personne n'ignore avec quelle promptitude celles-ci se gâtent dans les voyages de long cours, et qu'on ne vient à bout de les faire parvenir en bon état dans nos colonies que, au préalable, elles n'aient été blutées soigneusement. On ne saurait calculer les effets dangereux qui peuvent résulter de la détérioration lente des farines.

4e *Inconvénient.*—L'expérience démontre que les farines se bonifient en vieillissant, sont d'une manipulation plus facile, et donnent des produits plus abondants et de meilleure qualité. Mais les farines non blutées, ne pouvant braver longtemps les effets de la chaleur et de l'humidité sans s'altérer, on n'a point la faculté de s'approvisionner d'avance pour se précautionner contre les évènements qui font suspendre les moutures, ou qui rendent les transports au moulin impraticables. Forcé de n'admettre aucun délai entre la mouture et l'emploi au pétrin, on n'a pas le temps de faire bonifier les farines au magasin. Elles sont plus molles encore au travail, s'affaissent à l'apprêt, et augmentent nécessairement l'état gras et compacte du pain.

5e *Inconvénient.* — Le son, comme l'on sait, dispose à la fermentation tous les corps qui en sont susceptibles; aussi le fait-on entrer dans certaines compositions de ferments particuliers. Pline, entre autres, assure que cette écorce mêlée avec du vin blanc, et le mélange mis en trochisques, devient en peu de temps un levain qu'on délaie dans l'eau lorsqu'il s'agit de s'en servir en cette qualité ; mais la fermentation n'est jamais avantageuse à la qualité du pain quand elle est trop brusquée. C'est un mouvement intestin qui doit s'établir lentement et par degrés ; or, les levains préparés avec des farines non blutées perdent très-promptement l'état vineux ou spiritueux qui leur est nécessaire pour opérer insensiblement le gonflement de la pâte en quoi consiste son apprêt. Elle va trop vite, et si, en été, on ne saisit point l'instant de son passage à l'état gazeux, elle se crevasse, s'affaisse, devient aigre, et communique cet état au pain qui en résulte.

6e *Inconvénient*. — Le grand avantage qui résulte du pétrissage de la pâte et de ce bouleversement en tous sens qu'elle éprouve par les différents mouvements qu'on imprime à la masse, consiste dans la combinaison de l'eau et de l'air atmosphérique avec la matière farineuse. Mais si cette combinaison s'opère parfaitement dans une farine pure, parce que l'eau la pénètre de toutes parts et s'identifie avec elle, on conçoit qu'elle ne saurait avoir lieu que d'une manière fort incomplète lorsque la totalité du son fera partie de la masse. Cette écorce n'offre pas à l'eau mille voies pour être pénétrée, comme la farine ; elle ne reçoit qu'une légère humidité à sa surface extérieure, et la quantité de ce fluide que retient la masse entière est moindre que celle qu'aurait absorbée une quantité pareille de farine dont le son aurait été soustrait. En sorte que la pâte qui en résulte n'est ni égale, ni continue, ni flexible.

7e *Inconvénient*. — Mais l'inconvénient dont nous venons de parler n'est pas le seul qui naisse de la présence du son dans la pâte. On sait que la matière glutineuse joue un grand rôle dans la panification, et que si le pain de froment est léger, savoureux et bien fermenté, ces avantages ne sont dus qu'à l'existence de cette matière, et aux effets sensibles qu'elle produit quand on convertit une farine en pâte et que, à la faveur d'un levain, on y excite la fermentation. Celle-ci n'opérerait pas l'effet si utile que nous remarquons si la matière glutineuse ne lui servait pas comme d'une espèce de barrière, non pour lui mettre un obstacle qu'elle ne peut vaincre, mais pour la maintenir dans toute l'étendue qu'elle peut prendre, et se prêter au gonflement que l'action du feu surprend dans cet état et arrête.

C'est par le défaut de cette combinaison que le pain de munition conserve toujours un état compacte et gras; et l'on sait que le pain le plus volumineux, à qualité et quantité égales, est toujours celui qui nourrit le mieux. Si, durant le pétrissage, le son, toujours grossier, toujours hétérogène à la farine, met des entraves à la réunion de la matière glutineuse et à l'absorption de l'eau au pétrin, il empêche encore la tumescence que la pâte est susceptible de prendre pendant la fermentation et l'évaporation de son humidité surabondante au four (1).

8e *Inconvénient.*—Il est démontré que l'eau, parfaitement combinée avec l'aliment, devient elle-même nutritive; mais le son, comme corps interposé dans la pâte, est incapable de s'unir avec elle d'une manière aussi intime et aussi uniforme : l'eau se rassemble bientôt en masse, peu à peu s'altère, se dépose dans

(1) Si les blés occupent le premier rang parmi les substances alimentaires, si les autres céréales leur sont inférieures, surtout au point de vue de la panification, ils doivent cet avantage au gluten. L'amidon et le sucre jouent un rôle également important dans la panification. Par la pétrissage, le gluten et l'amidon s'hydratent, le mélange des parties constituantes de la pâte devient plus intime, et la fermentation du sucre s'établit par l'action du ferment. La production de l'acide carbonique est favorisée par la chaleur, mais les gaz sont retenus par la pâte visqueuse. Après l'enfournement, la température élevée dilate les gaz et vaporise une partie de l'eau; elle arrête la fermentation et fait gonfler toute la substance amylacée. Mais pour que tous ces phénomènes se produisent d'une manière régulière, il faut que le mélange des divers éléments de la pâte soit parfait.

la cavité où est logée la particule de son tout entière, et en détermine bientôt la moisissure.

9ᵉ *Inconvénient.* — Les fours construits souvent à la hâte pour les besoins d'une année entière servent quelquefois avant de pouvoir être recuits ou séchés au moyen du bois vert; cependant, destinés à recevoir et à contenir une pâte naturellement grasse et visqueuse, ils ajoutent à ces défauts par les obstacles que le son apporte à la dissipation de la surabondance d'eau et au ressuement du pain, ce qui augmente encore son état mat, gras et humide, et la propension qu'il a de s'altérer.

10ᵉ *Inconvénient.* — Le pain de munition étant serré, gras et massif, il ne saurait se développer en totalité dans l'estomac dont il ne remplit point suffisamment la capacité. Coupé par tranches, il ne mitonne point, il se délaye dans le bouillon, et influe tellement sur sa qualité, qu'il le décompose. Aussi, toutes les fois que le soldat peut se procurer du pain moins bis pour faire la soupe, il l'achète, à quelque prix que ce soit.

11ᵉ *Inconvénient.* — Quand un corps de troupes s'éloigne du corps de l'armée pour une expédition quelconque, les militaires qui le composent sont forcés de porter avec eux une provision de pain, souvent pour huit jours. Cet aliment, renfermé dans le hâvresac, s'altère et moisit bientôt quand il fait chaud et humide. Il faut bien alors le consommer dans un état plus ou moins avarié, au moment précisément où le soldat, n'ayant pas la liberté du choix, a le plus besoin de trouver dans sa nourriture de quoi fournir aux fatigues et aux pertes extraordinaires que cette circonstance de guerre nécessite.

12ᵉ *Inconvénient.* — La mie du pain de munition n'étant ni moelleuse ni flexible, le son ne subit aucun changement par la mastication. L'extrait qui fait partie de la matière qu'on en retire étant peu considérable, on doit bien présumer que le son, vu son indissolubilité, arrive à l'estomac revêtu de ses caractères particuliers, passe en entier, ainsi que l'écorce des pois, des haricots, des fèves, des lentilles, dans la masse grossière qui doit former les excrétions, y demeure confondu, et est expulsé des entrailles presque comme il était dans la farine qui a servi à composer le pain. Plus les animaux se nourrissent de substances peu alimentaires, plus la quantité de leurs excrétions est considérable et solide. Voilà précisément le cas des soldats; ils ont toujours faim, et leurs déjections copieuses fatiguent et énervent à la longue leurs viscères.

13ᵉ Inconvénient. — On sait combien il est quelquefois dangereux de changer tout à coup la nourriture principale et habituelle, surtout quand c'est pour en substituer une moins substantielle et plus grossière. Les soldats de recrue, avant de se rendre à la garnison, se nourrissent, les uns de pain blanc, les autres de pain bis-blanc; en arrivant à leur corps respectif, ils passent subitement à l'usage du pain le plus grossier. Pendant leur séjour à l'hôpital, où ils retrouvent du pain blanc, ils sont encore forcés, en retournant au camp ou à la caserne, de reprendre l'usage de leur pain. Peut-on disconvenir que ces transitions brusques, pour des jeunes gens que la fatigue de la route ou les maladies ont affaiblis, ne soient marquées par des dérangements plus ou moins sensibles dans l'économie animale ?

14ᵉ Inconvénient. — Indépendamment des inconvénients que nous avons signalés comme appartenant à la matière du son, nous ferons observer que l'introduction de cette écorce en totalité dans la composition du pain peut ouvrir la porte aux abus, servir de prétexte à l'incurie, et favoriser toutes les fraudes, toutes les spéculations. D'abord, quand le meunier ne moud qu'une seule fois, et qu'il rend la farine brute, il lui est facile d'en soustraire ou d'y introduire ce qu'il veut. Il peut à son gré substituer de la farine bise aux gruaux et remplacer ceux-ci par du son. Quels moyens emploiera-t-on pour le convaincre d'une pareille infidélité, puisque la présence du son peut servir à masquer l'infériorité des résultats?

15e *Inconvénient.* — L'administration des vivres ayant fixé, d'après une suite d'essais, la quotité des rations que doit rendre un quintal de farine brute, il peut arriver que ses agents achètent des grains *sonneux*, c'est-à-dire abondants en son, parce qu'ils valent un écu de moins par setier, et que le résultat sera d'autant plus considérable qu'il contiendra davantage de son. Car c'est une vérité, que si le son empêche l'absorption de l'eau au pétrin, il en retient davantage au four; ce qui explique pourquoi la farine blanche donne moins de produit, toutes choses égales d'ailleurs, que la farine bise.

16e *Inconvénient.* — Le meunier, persuadé que les moyens de perfection de son art sont absolument inutiles lorsqu'il n'est question que de moudre une seule fois sans bluter; le boulanger, de son côté, chargé de manipuler une farine brute, croyant qu'il est impossible d'en obtenir un produit de bonne qualité, sont tous deux sans amour-propre pour leur travail. Ils le négligent, et ne manquent jamais de faire retomber les reproches qu'ils méritent sur la qualité inférieure des matières, lorsqu'ils sont réellement coupables de maladresse et de négligence; car on est dans une grande erreur en pensant qu'il faut plus de talent pour faire du pain blanc que pour faire du pain bis : dans le premier, c'est la matière qui fait presque tout; dans le second, au contraire, il faut vaincre les difficultés, et souvent l'intelligence échoue auprès de certaines farines, non-seulement à cause du son qu'elles contiennent, mais encore par rapport à la qualité des blés d'où elles proviennent et à la défectuosité de leur mouture.

17e *Inconvénient.*—Au nombre des inconvénients qui résultent de la totalité du son dans le pain avant qu'il ne serve d'aliment, voyons ceux que l'expérience a prouvé qu'il peut occasionner dans l'économie animale.

En 1744, l'armée que commandait le maréchal de Saxe éprouva les commencements d'une dyssenterie. Ce général, à qui on rendit compte des observations qu'on avait faites sur cette maladie, et de l'idée qu'on avait qu'elle devait principalement sa source à la qualité du pain que mangeaient les soldats, parce qu'on avait remarqué qu'il était mat et gras, ce général ordonna que le pain fût changé; mais, pour arrêter plus tôt les effets de cette maladie, on doubla pendant trois jours la ration de riz, ce qui eut le plus heureux succès.

Dans l'hiver de 1747 à 1748, qui fut la dernière année de la guerre d'alors, il y eut une disette qui équivalait à une famine dans toute la Guienne. Les habitants des campagnes à plusieurs lieues de distance de Bordeaux affluaient dans cette ville, et ajoutaient encore aux besoins et à la disette qu'on y éprouvait. Mais, vers le printemps, le manque de blé, de seigle, de maïs, etc., fut si extrême, qu'une grande mortalité en fut la suite, et l'on remarqua alors qu'il y eut beaucoup de ces infortunés habitants des Landes et du Condomois qui périrent d'une espèce de constipation occasionnée par l'usage d'un aliment trop chargé de son, qui, s'étant accumulé dans les intestins, s'y était durci au point de ne pouvoir être évacué.

On vit, en 1757, régner sur nos troupes, dans l'électorat de Hanovre, une dyssenterie qui en fit périr un grand nombre, et dont on attribua les suites funestes au pain de munition ; car cette maladie, qui fut si terrible pour les soldats, n'eut rien de dangereux lorsqu'elle attaqua les officiers, les employés, les gens du pays, enfin tous ceux qui se nourrissaient de pain dépouillé de son ou qui n'en contenait que fort peu.

Au commencement de 1767, on vit se déclarer à l'hôpital des gardes-françaises, au Gros-Caillou, un scorbut dont les progrès furent si rapides, que, quand on négligeait les premiers symptômes, la maladie parvenait en moins de quinze jours à son plus haut période. La bouche était ulcérée et infecte, les jambes et les cuisses devenaient noires et dures, et il y avait quelquefois des ulcères à ces parties. Lorsque la maladie ne suivait pas cette marche, elle se terminait souvent par des charbons au dos et aux cuisses. Des accidents aussi graves engagèrent Chambon, chirurgien en chef de cet hôpital, à rechercher la cause de cette maladie. Après avoir visité les casernes où la propreté régnait et écartait tout soupçon de ce côté, il examina le pain, qu'il trouva mat et gras, et il remarqua qu'il se précipitait au fond du plat à soupe, et ne paraissait composé que de farines bises et surchargées de son. Il ne douta point que ce ne fût là la principale cause de la maladie, et il fit part de ses observations au maréchal de Biron, qui, attentif à l'avis qui lui avait été donné, fit établir une boulangerie dans l'hôpital même, tant pour les malades que pour le régiment, et ordonna que le pain fût mieux travaillé et privé surtout de gros et de petit son. Bientôt on vit sensiblement diminuer le nombre des malades et les accidents graves auxquels ils étaient exposés. De 250 à 300 malades qu'on avait à traiter dans cet hôpital avant qu'on y établît une boulangerie, le nombre s'est réduit à 200 environ pendant les quatre mois d'hiver et les violents exercices de chacune des trois années qui ont suivi ; et, pendant les huit autres mois de l'année, le mouvement de l'hôpital descendait à 100 et même à 80 malades.

Si on réfléchit sur les faits que nous venons de rapporter, et qui cadrent avec beaucoup d'autres dont nous avons été informés par des officiers bien instruits dans l'art d'observer, on ne peut douter que la surabondance du son dans le pain ne soit susceptible d'inconvénients à l'égard de la santé, et que si cette écorce n'est pas toujours l'origine des maladies sérieuses qu'on lui a quelquefois attribuées, on sera au moins disposé à croire que dans certaines circonstances, par le concours de quelques dérangements de l'économie animale, par le mélange de certains aliments, et pour des hommes d'une complexion délicate, cette espèce de pain pourra devenir nuisible et donner lieu à des accidents graves dont un aliment moins grossier et plus substantiel aurait garanti.

On convient assez généralement qu'un pain qui n'est formé que de la partie farineuse du grain est entièrement nutritif et d'une digestion plus facile qu'il ne serait si le gros et le petit son n'en avaient été soustraits, le son occasionnant un surcroît de travail à l'estomac, sans profit. Mais si le son n'est pas tout-à-fait exempt de reproches relativement à son usage pour les bestiaux auxquels il convient cependant exclusivement, des médecins vétérinaires ont remarqué que dans les vives chaleurs, et lorsqu'il règne certaines maladies, l'eau blanche agissait de la même manière que le bouillon administré aux hommes attaqués de fièvre putride; ce qui nous autorise à penser que dans ce cas le bouillon dont il s'agit devait être préparé de manière à ce qu'il n'y eût que la farine entièrement séparée de l'écorce ou du son, qui a une si grande disposition à la putrescence.

Si le sel (muriate de soude), ce bienfait de la nature dont la privation a été si longtemps pour nos campagnes une véritable calamité, si le sel donne aux animaux, étant mêlé dans une proportion convenable à leurs aliments, plus de ton et d'énergie aux parties organiques, et rend le fumier de leur litière plus efficace, le son semble produire un effet contraire; aussi les jardiniers maraîchers de Paris prennent-ils bien garde de composer leurs couches à champignons avec du fumier qui provient de chevaux nourris de son en place d'avoine, parce qu'ils ont remarqué que cet engrais ne concourt pas autant au succès de ce genre de récolte.

Nous pourrions sans doute accumuler ici les preuves qui déposent contre l'existence du gros son et du petit son dans la composition du pain des troupes; mais notre intention a été moins de produire une impression vive sur les esprits, que de mettre sous les yeux de l'Institut des faits positifs tirés même de la nature du son considéré sous toutes ses faces. Bornons-nous à les rappeler.

Loin de changer, comme les autres parties du grain, de forme et de nature dans toutes les opérations qu'il subit avant de servir d'aliment, le son demeure constamment le même. Epuisé de ce qu'il contient de soluble, il ne présente plus qu'une matière fibreuse qui élude l'action des dissolvants de la fermentation, de la cuisson, de la mastication et de la digestion. Il ne peut enfin se transformer ni acquérir des modifications ultérieures. C'est du son dans le blé et dans la farine, c'est du son dans le levain et la pâte, c'est du son dans le pain et dans l'estomac, c'est du son dans les entrailles et dans les déjections; partout il jouit de ses propriétés. Les parties solubles qu'il renferme sont tellement adhérentes dans sa texture solide, qu'il n'est pas possible de les en extraire sans quelques efforts, sans une certaine quantité de véhicule et dans un certain degré de chaleur qu'on ne peut pas toujours espérer des organes de la digestion.

Il paraît donc bien démontré, d'après nos expériences, des observations multipliées et le raisonnement, que la substance corticale de tous les végétaux n'a pas été destinée dans l'ordre de la nature à faire partie de nos aliments, et que particulièrement le son de froment laissé en totalité dans la farine dont se compose le pain de munition peut être nuisible à la santé des soldats. Il s'agit maintenant de répondre à la seconde question faite à l'Institut par le Ministre de la guerre.

S'IL EST RECONNU QU'ON PEUT ADMETTRE LE SON DANS LE PAIN DES SOLDATS, QUELLE DOIT EN ÊTRE LA PROPORTION ?

La solution de cette seconde question va maintenant nous occuper. Nous n'avons aucun intérêt de déguiser la vérité, et, après avoir démontré que l'excès de son est capable de nuire directement ou indirectement, soit qu'on considère cette écorce dans la farine où elle séjourne un certain temps, soit qu'on se rende attentif aux effets qu'elle peut produire dans la confection du pain ou dans les maladies qu'on lui a attribuées à différentes époques, nous allons faire voir avec la même impartialité comment le son dans le pain des troupes peut offrir de plus heureux résultats lorsqu'il s'y trouve en moindre quantité.

Du son considéré relativement à la quantité que doit en contenir le pain des troupes. — Quelque parfaitement blutée que soit une farine, elle contient toujours des portions de son réduites en poudre impalpable qu'on aperçoit au fond de l'eau qui a servi à la délayer. Mais ce son, qui, dans la mouture à la grosse, reste dans les farines bises, et que la mouture économique sépare successivement des gruaux, prend dans le commerce différents noms; on l'appelle *recoupette*, *remoulage, fleurage;* plus divisé que le gros son et le petit son, il forme la troisième pellicule de l'écorce, et a montré dans l'analyse que nous avons faite des propriétés physiques et économiques comparables à celles de la farine. Dans les résultats obtenus par la mouture économique du froment, on voit que ce grain donne les trois quarts de son poids en farine, et l'autre quart en issues; que la farine est distinguée en *farine blanche* et en *farine bise;* que les issues sont également distinguées en *gros son*, en *petit son*, et en *remoulage*. Ce troisième son forme le cinquième en poids des issues, et la vingtième partie du grain. Il entre pour ainsi dire en combinaison avec les principes qui constituent essentiellement le pain, il n'y est presque plus sensible après la cuisson; il concourt à rendre cet aliment plus propre à la nourriture des hommes adonnés à des exercices violents.

Cependant, depuis que l'art de moudre les grains et de bluter leurs farines s'est perfectionné, rarement les parties constituantes du froment sont employées ensemble. Les farines blanches sont employées à faire le pain mollet, demi-mollet, et de pâte ferme, selon la proportion d'eau et l'espèce de levain employé. Il porte le nom de pain bis-blanc ou de ménage quand on le compose de farine blanche et bise, de pain bis quand on y ajoute le remoulage, enfin, de pain de munition quand il résulte de tous les produits du grain. Ce dernier pain est le plus grossier, le plus compacte et le moins nourrissant de toutes les espèces de pain que nous venons de désigner. Il n'y a absolument que le soldat, quelquefois les indigents des campagnes, qui le consomment. Car, quoique le cultivateur se nourrisse généralement de pain bis, il a soin d'en extraire toujours une portion plus ou moins considérable de son pour la subsistance de ses bestiaux.

Nous avons déjà dit que la farine la plus pure contenait toujours quelques parcelles de son, et rien n'est plus avantageux au pain que d'en avoir une certaine quantité; car les aliments, outre leurs parties nutritives, doivent contenir une substance solide, indissoluble, peu variée dans sa forme et dans ses propriétés, et capable d'exercer l'office de lest; mais il faut que cette substance soit combinée dans le pain de manière à ce que celui-ci n'offre qu'un corps homogène, susceptible d'un seul effet, celui de nourrir, et surtout qu'elle s'y trouve dans des proportions relatives; car, si elle domine, elle masque et entraîne l'aliment avant d'avoir accompli le vœu de la nature dans la nutrition : tel est le pain de munition, il appelle la faim plutôt qu'il ne la satisfait (1).

Mais le pain bis est sans contredit l'aliment le plus substantiel, le plus analogue à la constitution physique de l'homme de guerre, celui qui, sous tous les rapports de son état habituel, réunit le plus de conditions pour son genre de vie (2). Or, pour obtenir cette qualité de pain, il est nécessaire de le composer de

---

(1) L'ancien pain de munition préparé avec la farine brute était brun, mal levé, d'un aspect peu appétissant, d'une saveur aigre et d'une digestion souvent difficile. Mais je suis convaincu qu'on peut obtenir toujours du pain de munition très-bon et très-nourrissant avec la farine blutée à 20 pour 100 ; le son qu'on y laisse est peut-être utile, en ce sens qu'il retient plus longtemps dans les organes digestifs les matières assimilables. Je suis disposé à admettre que les principes nutritifs ont besoin d'être mélangés avec des matières plus réfractaires. Ce serait le rôle de la partie ligneuse du son, lorsqu'elle se trouve en *proportion convenable* dans le pain de ménage ou dans celui de munition. Avec un pain blanc trop léger, des jeunes gens robustes et soumis quelquefois à des travaux pénibles, comme le sont nos soldats, ne seraient pas aussi bien nourris qu'avec le pain de munition. Le son augmente, en outre, le volume des matières fécales, et rend ainsi les fonctions digestives plus faciles et plus régulières.

(2) Il résulte de plusieurs analyses de M. Payen, et de celles que j'ai faites moi-même, que le pain et la farine de munition contiennent moins de matières azotées que le pain et la farine de première qualité, mais qu'ils possèdent des qualités nutritives supérieures aux farines de deuxième qualité. En effet, celles-ci ne renferment pas, comme la farine de munition, toutes les parties du blé ; elles se préparent avec les produits inférieurs obtenus après la séparation des gruaux et de la fleur de farine. Cette opinion, qui repose sur des analyses chimiques incontestables, est d'ailleurs confirmée par les praticiens les plus recommandables.

Diverses commissions ont reconnu que le pain fabriqué avec de bonnes farines de munition a des qualités nutritives supé-

toutes les farines, d'extraire *dix-huit* livres de son par quintal de grain, et de n'y laisser que *cinq* livres de remoulage ou la totalité du troisième son.

La loi ordonne, pour la confection du pain des troupes, trois quarts de froment et un quart de seigle sans extraction de son ; elle fixe en même temps la ration à une livre et demie par jour. Cette quantité suffirait sans doute pour les besoins du soldat, mais le son passe dans les déjections comme il a été reçu. Il tient lieu cependant d'une partie de la nourriture, il admet en outre dans le pain une plus grande quantité d'eau que n'absorbe le pain le plus léger, et

---

rieures à celles du pain de deuxième qualité de la boulangerie civile.

L'analyse chimique du pain de munition français, et comparativement de celui qui est distribué aux troupes des nations européennes, a prouvé que le premier contient plus de matières azotées. Notre pain de munition est d'ailleurs supérieur aux autres pains par l'aspect, la saveur, la cuisson et même la nuance. Je vais indiquer dans le tableau qui suit les résultats moyens de mes analyses et le classement des pains distribués aux soldats des puissances européennes d'après la quantité d'azote qu'ils contiennent :

PROVENANCE.	100 de pain desséchés à 120° contiennent :	
	Azote.	Matières azotées calculées
	gr.	gr.
Pain de munition de la Manutention de Paris.	2,26	14,69
— du Grand-Duché de Bade. .	2,24	14,56
— du Piémont.	2,19	14,23
— de Belgique.	2,08	13,52
— de Hollande.	2,07	13,45
— de Stuttgard.	2.06	13,39
— d'Autriche.	1.58	10,27
— d'Espagne.	1,57	10,20
— de Francfort.	1,44	9,36
— de Bavière.	1,32	8,73
— de Prusse.	1,12	7,28

il affaiblit ses facultés alimentaires ; d'où il résulte que, dans une livre et demie de masse, le soldat trouve à peine une livre propre à le substanter (1). Et souvent c'est le seul aliment que sa position ou ses facultés lui permettent. Faut-il donc s'étonner s'il a presque toujours faim ?

On se tromperait fortement en pensant que la proposition qui tend à soustraire des grains le cinquième environ de leur poids, va nécessairement augmenter les frais dans cette proportion (2). Mais ce n'est pas le prix auquel est fixée la ration qui forme la dépense la plus considérable des vivres ; plusieurs chapitres de dépenses accessoires élèvent cette fourniture à une somme qui excède celle que coûte réellement le pain qui en est l'objet principal ; aussi, que l'extraction du son ait lieu ou non, il n'en faudra pas moins toujours cet appareil de comptabilité, ces formes embarrassantes et dispendieuses de bureau dont s'environnent des entrepreneurs placés souvent à plus de cent lieues du service qu'ils dirigent. Nous dirons plus, tous ces procès-verbaux destinés à constater les déchets, les frais de main-d'œuvre et les avaries de toute espèce sont absolument dus à l'existence du son dans la farine.

(1) Les boulangers les plus distingués ont observé que la farine de froment brute absorbe beaucoup plus d'eau et produit beaucoup plus de pain que la farine blanche ; mais cette eau fait du poids et non du pain, suivant l'expression de Parmentier. Ainsi ce n'est pas une économie de faire entrer le son dans la composition du pain. Ces observations ne se rapportent, bien entendu, qu'au pain bis et grossier que l'on distribuait aux troupes en 1797.

(2) Par un décret du 15 août 1853, les farines provenant de blé tendre employées pour la fabrication du pain de troupe, sont blutées au taux d'extraction de 20 kilogrammes de son pour 100 kilogrammes de farine brute. On remarquera que Parmentier demandait, en 1797, le taux d'extraction qui n'a été accordé qu'en 1853. Cependant, lorsqu'il formulait cette demande, le pain de munition était préparé avec trois quarts de froment et un quart de seigle sans blutage.

Quoique l'augmentation de dépense que va nécessairement occasionner le pain composé de farine purgée de gros son et de petit son doive disparaître devant les avantages infinis qui résulteront de la qualité du pain que l'on obtiendra, il est une question qui se présente naturellement à une administration sage qui doit apporter la plus sévère économie dans toutes les parties qui lui sont soumises.

Combien coûtera annuellement cette amélioration dans la fabrication du pain des troupes ? Voici notre réponse.

Le prix de la ration du pain de munition se compose :

1° Du prix de la farine ;

2° Des dépenses de manutention ;

3° Des frais de transport et équipages.

Il est démontré, par des calculs dont l'exactitude nous a été garantie, que, pour le pain distribué aux troupes par l'administration des vivres, la farine entre tout au plus pour un cinquième dans le prix de la ration ; que les frais de manutention coûtent au moins un dixième, et que les frais d'équipages et transport absorbent le reste du prix, c'est-à-dire trois cinquièmes et demi.

Or, l'opération salutaire qui retranche seulement un cinquième environ du poids de la farine n'augmente donc le prix effectif de la ration que d'un vingt-cinquième au plus. Encore ce vingt-cinquième n'est-il pas en pure perte, puisque le son extrait d'un quintal de farine a une valeur réelle dans le commerce, et que souvent il est d'un usage indispensable pour les bestiaux. Sans doute on pourrait encore combiner les moyens d'améliorer la subsistance principale des troupes et de simplifier le service des vivres, aujourd'hui divisé en trois parties. Si ces différentes opérations se trouvaient réunies, concentrées dans la même main, le commissaire ordonnateur d'une armée n'aurait affaire qu'à un seul préposé chargé de diriger tous ces services, et les ordres seraient exécutés avec plus de concert, d'exactitude et de secret.

D'ailleurs, la division actuelle du service des subsistances rend la comptabilité singulièrement embarrassée, et empêche qu'elle puisse jamais être épurée. Or, la fourniture par rations rend la distribution du fonds et le compte des dépenses aussi simple qu'on peut l'exiger. Peut-être qu'en temps de paix l'administration des vivres, pour ce qui concerne le pain, pourrait être confiée au régime commercial, et réduite par conséquent à une simple manutention locale. Ceux qui en seraient chargés fourniraient le pain aux mêmes conditions que le fournissent les boulangers au public; les mercuriales règleraient le prix du grain ou de la farine, et, une fois la qualité de pain fixée, il leur serait payé de plus une somme de quelques deniers par ration pour frais de main-d'œuvre, de transport et de distribution. C'est ainsi que cela se pratique à Paris pour le pain des prisons (1).

Mais il ne suffit pas d'avoir proposé l'extraction de dix-huit livres de son par quintal de grain pour composer le pain de munition; il serait à craindre que le soldat ne pût encore recueillir tous les fruits

---

(1) Le ministre de la guerre nomma, en 1850, une commission composée des généraux Oudinot, de Cramayel, Legendre, Reibell, Moreau; de MM. de Launay et Dagnan, intendants militaires; de M. Bégin, président du Conseil de santé des armées, et de M. Poggiale, afin d'examiner les résultats obtenus par le système de l'achat direct du pain confié aux ordinaires. La commission examina toutes les questions posées par le ministre sous le rapport hygiénique, économique, administratif et au point de vue de la sécurité du pays; elle déclara que le bien-être du soldat, les intérêts du Trésor, le maintien de la discipline et les nécessités de l'administration et du commandement exigeaient le rétablissement immédiat du service manutentionnaire. Elle recommanda en même temps des améliorations importantes dans la fabrication du pain de munition et dans l'examen des produits des manutentions militaires.

de cette utile réforme si l'administration des vivres continuait de suivre la méthode qu'elle a adoptée. Il convient donc de l'éclairer sur quelques points de pratique de son service, convaincu qu'ayant le désir de bien faire elle doit être plutôt avertie que censurée.

La netteté des grains ayant une influence directe sur la qualité des produits, les meuniers que l'administration des vivres emploie devraient être tenus de n'engrainer qu'après avoir préalablement passé les blés au crible, opération qui tend à corriger le vice de ceux qui sont poudreux, humides et pressés.

La mouture étant la première opération de la boulangerie, on ne devrait adopter que celle qui convient à l'espèce de pain qu'on a dessein de fabriquer. La meilleure pour l'espèce dont il s'agit a été l'objet d'une instruction publiée par le Comité de salut public : c'est une modification de la mouture économique. Elle consiste en deux moulages : dans le premier, on cherche à atteindre le plus de farine possible; par ce moyen, les gruaux blancs se trouvent mêlés avec la farine dite de blé, ou fleur de farine, ce qui forme soixante pour cent; dans le second, les gruaux bis, les recoupes et les recoupettes restés en arrière sont reportés sur les meules pour parvenir à compléter les 80 de farine par quintal de grain. Cette mouture pourrait être pratiquée dans tous les moulins, même à la suite des armées.

Il faudrait encore que les moulins employés à la mouture des farines de munition fussent mieux montés, garnis d'un crible et d'un bluteau que le même moteur pourrait faire agir. On a droit de s'étonner que l'administration des vivres n'ait jamais songé à affecter des moulins à son service; cette dépense d'utilité première lui aurait procuré des avantages précieux.

La qualité du pain dépend encore des soins employés à la panification. Dans celui des troupes, le pétrissage n'a pas tous les développements nécessaires. A peine le levain et l'eau sont-ils incorporés avec la farine, que la pâte est jetée sur la balance et puis sur le sac recouvert de toiles, où elle perd son apprêt et se déforme. Il faut la tourner et la mettre dans des pannetons, qui, circonscrivant la pâte, favorisent sa fermentation, lui conservent toute son étendue, et l'empêchent de crever sur la pelle avec laquelle on la distribue dans le four.

Pour économiser de la place au four, éviter l'évaporation, et conserver à chacun des pains le poids qu'il doit avoir après la cuisson, on les rapproche tellement les uns des autres, qu'ils se touchent par tous les points de contact. Qu'en résulte-t-il? Les pains ne formant pour ainsi dire qu'une masse, exigent un plus long séjour au four, en sorte que dans le cercle de temps employé à cuire six fournées on en pourrait faire sept et opérer plus complètement le ressuage du pain.

Une autre attention qu'on doit avoir encore, ce serait de ne plus entasser les pains au sortir du four. Affaissés par leur propre poids, et soustraits à l'évaporation qui a lieu jusqu'à leur parfait refroidissement, ils s'écrasent et portent avec eux le germe d'une moisissure prochaine. Il convient donc de distribuer les pains immédiatement après la cuisson, sur des tablettes isolées du sol et du mur, mais rangées de manière à pouvoir distinguer les fournées entre elles. Chaque pain alors pourrait mieux se ressuer et se conserver frais plus longtemps sans s'altérer.

Les règles de propreté devraient être mieux observées qu'elles ne le sont communément dans les boulangeries militaires. Les instruments destinés à pétrir ou contenir les levains et la pâte lorsqu'elle est en fermentation, ont souvent dans leurs rainures d'anciens morceaux de pâte d'une aigreur insupportable qui se communique ensuite au pain. Pour éviter cet inconvénient, il faut les laver. Dans quelle circonstance, en effet, peut-on employer plus efficacement la propreté, que quand il s'agit de l'aliment le plus essentiel à la vie?

Nous avons cherché jusqu'à présent à établir par des faits incontestables les avantages du pain dans la composition duquel n'entreront plus le gros son et le petit son. Cette réforme, peu dispendieuse, opérera une grande amélioration dans la subsistance des troupes. Mais comme, malgré les exemples que nous avons cités et les autorités dont nous nous sommes étayés, il pourrait encore subsister quelques doutes capables d'empêcher que la proposition fût adoptée, nous allons ajouter quelques preuves à celles que nous avons présentées en faveur de notre opinion ; on ne saurait trop les multiplier lorsqu'on a à combattre des préjugés d'autant plus difficiles à déraciner qu'ils ont une économie apparente pour base.

RÉPONSES AUX OBJECTIONS CONTRE L'EXTRACTION DU SON DU PAIN DE MUNITION.

Quelle que soit l'ancienneté d'un usage, on doit l'abandonner dès que la théorie, d'accord avec la pratique, réclame contre son inutilité et même contre son danger.

Il n'est pas étonnant que, dans un temps où la mouture n'était pas portée au degré de perfection qu'elle a atteint de nos jours, on s'occupât particulièrement du son, et qu'on le regardât comme un objet de ressource, puisqu'alors il formait une partie considérable de la quantité du blé qu'on faisait moudre, et que le gruau, qui est la meilleure partie du grain, s'y trouvait confondu en grande partie.

Un quart de déchet sur la mouture donnait lieu à des regrets qu'on a fait cesser en laissant dans la farine la totalité du son, dont on ne considérait que l'abondance sans en soupçonner les inconvénients. Mais aujourd'hui qu'on est parvenu à réduire le son à son état d'écorce, au point qu'un boisseau de son pesant autrefois neuf à dix livres n'en pèse à présent que cinq livres environ, il serait ridicule de tenir à un usage qui ne doit son origine qu'au peu de talent qu'on avait de retirer du grain la totalité de la farine qu'il contient (1).

Il n'y a que le pain des troupes qui soit resté tel qu'il était à l'origine de la mouture. Pourquoi donc les soldats seraient-ils la seule classe qui ne participerait point aux avantages des connaissances acquises en meunerie et en boulangerie? Il est temps que, sous un régime qui a l'égalité et la fraternité pour bases, ceux qui en ont été les premiers défenseurs soient plus sainement et plus confortablement nourris.

C'est sans doute à l'imperfection de la mouture et du blutage que nous devons l'existence de ces écrits insignifiants commandés par la politique, ou provoqués par un intérêt personnel. Les auteurs, plus ou moins recommandables, qui se sont chargés en différents temps de prendre la défense du son dans la composition du pain, semblent être convenus implicitement de la défectuosité de leur cause, puisqu'ils ont cherché dans cette écorce des qualités qu'elle ne pouvait avoir, et, pour la mieux faire valoir encore, ils ont accusé le pain blanc d'occasionner des obstructions au foie et à la rate, en disculpant le pain dans

---

(1) La séparation complète et économique de la matière alimentaire du son est un problème que l'industrie n'a pas encore résolu; à mon avis, ce résultat si désirable ne peut être obtenu qu'en perfectionnant les moyens mécaniques dont le meunier fait usage. Déjà les perfectionnements de la meunerie ont fait gagner à l'homme une quantité considérable de substances nutritives, puisque, au XVIIe siècle, on perdait 40 pour 100 de matière assimilable, et que la perte se réduit aujourd'hui à 12 ou 15 pour 100.

Les procédés de décortication proposés depuis quelques années n'ont fourni aucun résultat utile; il résulte, en effet, des épreuves de décortication faites à la Manutention militaire, que par ce procédé on ne peut enlever au blé tendre que 3 pour 100 environ de pellicules. Le blé tendre ainsi décortiqué a fourni en moyenne, par la mouture et le blutage ordinaires, 22 pour 100 de son. La décortication opérée dans ces conditions n'est pas un progrès, puisque la mouture du blé exige deux opérations au lieu d'une.

lequel on emploie le grain tout entier. Ils lui ont même attribué des propriétés médicinales, comme si un aliment dont on continue l'usage pendant un certain temps, pourvu que dans son espèce il soit bien préparé, pouvait conserver d'autre vertu que la vertu nutritive.

Parmi les médecins qui ont écrit en faveur du son dans le pain, nous citerons Bacler, Sibézius et Lipœus. Voici comment ils s'expriment tous trois : « De toutes « les espèces de pain, le meilleur pour l'usage est le « pain bis, parce que, au moyen du son qui y est « mêlé, il cause moins d'obstructions, et qu'il lâche « le ventre ; le pain blanc et le pain bis blanc, par « leur viscosité, causent des obstructions. »

Avouons-le, si, dans les différentes espèces de pain énoncées, il y en a une qui mérite réellement le reproche d'être visqueuse et d'occasionner des obstructions, n'est-ce pas précisément celle où se trouve le son, où sa présence, malgré tous les efforts de l'art, empêche une portion de l'eau qui a servi au pétrissage de la pâte de se combiner intimement avec la farine, et qui, par son caractère d'éponge et la nature de sa matière extractive, retient l'humidité, et rend nécessairement le pain serré, gras et visqueux ?

Une autre autorité non moins respectable, que souvent l'on cite pour justifier le son des accusations qu'on a formées contre les effets de cette écorce dans le pain, c'est celle de Frédéric Hoffman. Ce célèbre médecin ne tarit point d'éloges sur le pain bis dont les habitants de la Westphalie font usage sous le nom de *bonpernickel*, et dans la composition duquel entre la totalité du son. Mais il faut faire attention que c'est le seigle qui forme la base de ce pain, et qu'il n'y entre pas un atome de froment.

Que l'on interroge tous ceux qui font le commerce des grains, tous répondront que le seigle et sa farine s'altèrent beaucoup moins aisément que le froment, que son écorce ne s'échauffe pas autant, et que, quand elle est altérée au même degré, il s'en faut bien que son odeur soit aussi infecte que celle qu'exhale le son du blé gâté. Au reste, c'est au grenier et dans les magasins de farine, c'est dans les ateliers du meunier, du boulanger, de l'amidonnier, qu'il convient d'apprécier la valeur de ces observations, et de conclure d'après leurs résultats.

On dira peut-être qu'en portant sous les meules le gros et le petit son il serait facile de les subdiviser assez pour les réduire à des parties aussi menues que le remoulage ou le troisième son. Mais il est bon de faire observer que pour produire cet effet, s'il pouvait avoir lieu réellement d'une manière aussi complète qu'on le suppose, il faudrait employer un moyen qui nuirait à la bonté des farines : il serait nécessaire d'en venir à une mouture basse par le rapprochement des meules, et les inconvénients d'une pareille mouture sont connus.

Nous ferons observer encore que, quand bien même l'un et l'autre son seraient réduits au plus grand degré de ténuité possible, jamais ils n'acquerraient les qualités de cette portion intérieure du son, laquelle tient toujours de la substance nutritive qu'elle enveloppe immédiatement, et jamais ils ne disparaîtraient dans la masse panaire au point de n'être plus sensibles après la cuisson.

Mais n'oublions pas que le froment est composé d'écorce et de farine, qui ont chacune un poids déterminé suivant la nature du grain (1). Ainsi, quelle

---

(1) Il résulte d'un grand nombre d'expériences, que le blé contient une proportion beaucoup plus considérable de ligneux qu'on ne l'a admis jusqu'ici. Voici quelques-uns des chiffres que j'ai obtenus : blé blanc de la Baltique : 4,3 pour 100 ; blé poulard : 4,5 ; blé dur d'Espagne : 3,7 ; blé dur d'Afrique : 3,8 ; blé de Bordeaux : 4,1 ; blé roux d'Amérique : 4,8 ; et enfin blé tendre indigène : 4,6.

Lorsqu'on traite le blé successivement par les acides et les alcalis étendus, l'eau bouillante, l'alcool et l'éther, la proportion de cellulose ne dépasse pas 1,5 pour 100. Mais ce procédé analytique ne fournit pas des résultats exacts. En effet, j'ai démontré que soit l'espérance de ceux qui ont prétendu assimiler ces deux substances l'une à l'autre en donnant au son une ténuité extrême, elle sera toujours trompée. Le meunier le plus intelligent, qui fait son état du commerce de la farine, et dont l'instinct est de n'en point perdre un atome, consent néanmoins à ne retirer du blé, par la mouture la plus parfaite, que les trois quarts de son poids en farine et le restant en son. Jamais il ne sera donc au pouvoir de l'art de donner au gros et au petit son le caractère et la propriété du remoulage.

On demandera peut-être ce que deviendra le son qu'on cessera d'employer dans la composition du pain des troupes. Il deviendra ce qu'il devient partout : le moyen de préparer une boisson recommandable dans la médecine vétérinaire, et pour les volailles une nourriture recherchée. Quand il règne une disette de fourrage, le son y supplée en partie. Lorsque le régime révolutionnaire força les Français de toutes les classes de manger le son, il fallut bien le remplacer par le plus pur froment qu'on faisait moudre exprès, et dont la tyrannie gorgeait les bestiaux aux dépens de la subsistance de l'homme ; tous les bluteaux qu'on ne put cacher furent brûlés, et l'art recula vers sa première origine. La meunerie et la boulangerie ont donc eu aussi leurs Vandales.

Sans doute, il serait possible, en laissant reposer à l'air, pendant un certain temps, le gros et le

---

dans un autre travail que la cellulose peu agrégée qui se trouve à l'intérieur du grain et même une partie de celle qui constitue la première enveloppe sont dissoutes par les alcalis et les acides. Dans l'état actuel de la science, la seule substance qui permette d'isoler les matières amylacées de la cellulose, c'est la diastase. J'ai reconnu la proportion de ligneux du blé, en séparant successivement, à l'aide de l'eau et de l'éther, les substances solubles dans ces deux liquides, en transformant l'amidon en glucose au moyen de la diastase, et en défalquant du poids du résidu la quantité de matières azotées et fixes obtenues par des déterminations directes.

petit son, puis les blutant, d'en séparer le peu de farine qu'ils contiennent encore. Mais ce peu de farine est-il donc perdu? et nos bestiaux, compagnons de nos travaux et le soutien du ménage champêtre, auxquels servent ces issues, ne sont-ils pas aussi des consommateurs? Il est prouvé, d'ailleurs, que, dans cette dessiccation spontanée du son, la pellicule se replie sur elle-même, et diminue, par conséquent, d'un quart au moins de son volume. Or, comme le son est vendu à la mesure, il en résulterait nécessairement une perte réelle que le bénéfice de la farine extraite ne compenserait jamais, puisque, comme nous l'avons déjà fait observer, le son réduit à son écorce serait refusé par les animaux.

L'exagération pour ou contre produit souvent un effet opposé à celui que l'on désire. Frappés des inconvénients du son dans le pain, des amis du soldat proposèrent au Gouvernement, dès 1727, d'en extraire une certaine quantité; mais quoiqu'il fût démontré clairement, d'après des procès-verbaux d'expériences, que le pain qui en résultait était infiniment meilleur, plus substantiel et plus favorable à la santé que le pain de munition ordinaire, la proposition fut rejetée, parce que l'auteur avait assuré que, dans cette amélioration, il y aurait davantage de produits, et qu'il faudrait moins travailler la pâte.

Depuis cette époque, la même proposition a été reproduite plusieurs fois, et rejetée chaque fois sous le prétexte, entre autres, que le blutage était impossible à la suite des armées; mais nous ferons observer que si l'administration des vivres ne s'était pas obstinée à vouloir l'exécuter dans ses magasins, elle n'aurait certainement pas fait cette objection. Rien n'est plus facile que cette opération dans les moulins, où elle économise encore du temps, des frais de transport et de main-d'œuvre. Il n'y a presque plus de moulins auxquels on ne puisse adapter un bluteau et séparer les farines d'avec le son en même temps que s'opère la mouture.

A la vérité, l'extraction dont il s'agissait étant bornée à 10 de son par quintal de grain, elle n'en laissait pas moins la porte ouverte aux abus, parce qu'il est difficile, en effet, au meunier le plus habile, le plus honnête, d'extraire précisément cette quantité, et à la surveillance la plus active de reconnaître si l'épuration a été portée à ce point.

On a objecté qu'il serait imprudent de varier sur un aliment de première nécessité, et de familiariser le soldat avec une qualité de pain dont on ne pourrait pas toujours soutenir la nuance. Ce sont là des réflexions spécieuses qu'on a fait valoir en faveur de l'introduction du son dans le pain, et de sa composition avec un tiers ou un quart de seigle. Mais s'il y a économie dans l'adoption de ce mélange de grains, elle ne peut avoir lieu que pour les départements du Nord, et il est ridicule de continuer d'en tirer à grands frais le seigle pour le Midi, où ce grain est aussi cher que le froment, et cela pour conserver dans toute l'étendue de la France une qualité uniforme de pain de munition.

Cette prétendue uniformité n'est qu'une assertion de plus de la part de ceux qui ont un intérêt particulier à soutenir leur opinion en faveur du son ; elle a souvent été interrompue par des circonstances impérieuses sans avoir jamais produit les inconvénients qu'on s'est plu à grossir. Quand nos troupes se rendent aux Antilles, elles consomment du pain blanc, puisqu'on ne saurait y transporter des farines bises, et à leur retour en Europe elles reprennent sans difficulté l'usage de leur pain de munition.

La guerre de l'Amérique septentrionale a fourni une grande preuve à nos assertions. Le citoyen Blanchard, alors commissaire principal chargé des subsistances, et aujourd'hui ordonnateur de la 17e division militaire, a fait remarquer que l'armée française, pendant son séjour dans cette partie du Nouveau Monde et dans les deux traversées, n'a donné qu'un nombre de malades bien en deçà des proportions ordinaires. Cet administrateur, distingué par ses connaissances comme par son patriotisme, ne fait aucune difficulté d'en attribuer la principale cause au pain blanc dont les soldats firent usage.

Nous pensons donc que le pain des troupes doit se rapprocher autant qu'il est possible de celui que consomment les habitants des pays où elles sont en garnison; que dans les pays à froment on n'y doit employer que ce grain; que dans ceux où l'on cultive indistinctement froment et seigle, on peut continuer de s'en tenir à ce mélange dans les proportions adoptées par la loi; que même, dans les lieux où le seigle et l'orge sont plus communs, il est possible d'en faire un pain bon et salutaire; mais que, dans tous les cas, il faut en extraire le son, car l'écorce diffère essentiellement de la substance farineuse. La purée de haricots se digère toujours bien, le haricot se digère quelquefois fort mal.

Quelles sont les causes des plaintes des soldats de l'armée de Paris ? Dans cette grande cité, où il ne se fabrique plus que du bon pain depuis que le commerce des farines y a repris ses droits, une comparaison humiliante les a longtemps affectés. Ils voyaient les pauvres dans les hôpitaux où l'humanité les nourrit, les prisonniers dans les maisons de détention, le coupable dans son cachot, le condamné dans les fers, tous manger du pain infiniment meilleur que celui qui leur était distribué.

Ces considérations, présentées dans un rapport par l'un de nous, de concert avec les citoyens *Cadet de Vaux et Brocq*, ont déterminé le Ministre de la guerre à autoriser provisoirement l'extraction de quinze livres de son par quintal de farine, pour le pain des troupes de la garnison de Paris et de celles cantonnées dans les environs, et ce changement a tari la source des plaintes qui, grossissant tous les jours, donnaient lieu de craindre que la qualité du pain ne devînt le prétexte de quelque insurrection.

Tous les arguments en faveur du son sont les arguments de l'ignorance ou des préjugés ; ils ne prévaudront jamais contre l'expérience et la raison.

Il est démontré au chimiste que le son, réduit à son état d'écorce, ne fournit aucun des principes de la farine, et il est démontré au médecin que le son, passant facilement à la putrescence, peut, dans certaines circonstances, nuire à la santé des troupes.

Enfin, il est démontré à la ménagère que la présence du son nuit à la conservation des farines, à la fabrication du pain, et qu'elle le dénature dans ses propriétés alimentaires.

Or, ces trois sortes d'autorités sont le contre-poids de mille autorités contraires ; elles prouvent que le son dans le pain n'offre que des inconvénients, sans aucun avantage.

Laissons les issues augmenter la ressource alimentaire des bestiaux. N'altérons pas, par un intérêt mal entendu, la subsistance alimentaire fondamentale des défenseurs de la patrie.

Nous terminerons nos observations sur le son en citant le rapport fait à l'Académie des sciences relativement à la la contestation élevée à Rochefort sur la taxe du pain, et confirmé par un arrêt du Parlement de Paris, du 2 juillet 1783. « Ni le gros ni le « petit son qui composent les issues et qu'on a sé« parés des farines, ne doivent servir à faire le pain. « Outre qu'il n'en pourrait résulter qu'un pain qui « n'en aurait proprement que le nom, qui serait mal « sain et indigeste, il ne vaudrait pas souvent le prix « de la main-d'œuvre, et ne deviendrait utile qu'aux « boulangers qui parviendraient à le débiter. »

CONCLUSIONS.

Il suit de tout ce qui a été dit dans ce rapport :

1° Que le son comme écorce n'a pas été destiné, dans l'ordre de la nature, à faire partie de nos aliments, et qu'il n'est nourrissant qu'en proportion de la farine qu'il retient toujours ;

2° Que la présence du son dans les farines nuit toujours à leur qualité, à leur emploi et à leur garde ;

3° Que le pétrissage, la fermentation, la cuisson et les agents de la digestion ne changent ni la nature ni les propriétés du son, quelque divisé qu'on le suppose ;

4° Que le son fait du poids et non du pain ; qu'il empêche cet aliment de prendre de l'étendue et de se ressuer au four ; qu'il nuit à ses propriétés nutritives et à sa conservation ;

5° Enfin, que, pour donner au pain de munition tous les avantages qu'il doit réunir, considéré comme la base fondamentale de la nourriture des troupes, il faut extraire de la farine servant à le confectionner *dix-huit* livres de son par quintal de grain. Par ce moyen, sans augmenter la ration de pain du soldat, cette ration sera tiercée au moins du côté de ses effets alimentaires.

Quelles circonstances plus heureuses pour opérer un changement avantageux dans la nourriture des troupes, que celles où le Gouvernement est populaire et où le département de la guerre a pour chef un homme qui réunit aux lumières d'un grand administrateur, l'amour du soldat et de la patrie! Nous pouvons donc espérer que ce ne sera plus en vain qu'on aura réclamé contre les inconvénients prouvés de la trop grande quantité de son laissée dans la farine dont on compose le pain de munition ; et le jour n'est pas éloigné sans doute où les armées de la République trouveront dans une subsistance salubre des forces qui répondront à leur courage.

Imprimé par Henri et Ch. Noblet, 56, rue St-Dominique.

7

www.ingramcontent.com/pod-product-compliance
Ingram Content Group UK Ltd.
Pitfield, Milton Keynes, MK11 3LW, UK
UKHW012258240726
13966UKWH00004B/1481

9 782011 926067